COCINA ASIÁTICA 2021

SABROSAS RECETAS ASIÁTICAS
PARA SORPRENDER A TUS AMIGOS

MARTINA YANG

Tabla de contenido

Introducción 7
Huevos al vapor con pescado 8
Huevos al vapor con jamón y pescado 9
Huevos al vapor con cerdo 10
Huevos de cerdo fritos 11
Huevos fritos con salsa de soja....................................... 12
Huevos de media luna 13
Huevos Fritos con Verduras 14
Tortilla china 15
Tortilla China con Brotes de Frijol 16
Tortilla de coliflor 17
Tortilla de Cangrejo con Salsa Marrón 18
Tortilla de Jamón y Castañas de Agua 19
Tortilla con Bogavante 20
Tortilla de ostras... 21
Tortilla de Gambas 22
Tortilla con Vieiras 23
Tortilla con Tofu 24
Tortilla Rellena De Cerdo 25
Tortilla Rellena De Gambas 26
Rollos de tortilla al vapor con relleno de pollo 27
Panqueques de ostra 28
Tortitas de gambas... 29
Huevos Revueltos Chinos.. 30
Huevos Revueltos con Pescado....................................... 31
Huevos Revueltos con Champiñones 32
Huevos Revueltos con Salsa de Ostras 33
Huevos Revueltos con Cerdo 34
Huevos Revueltos con Cerdo y Gambas 35
Huevos Revueltos con Espinacas..................................... 36
Huevos Revueltos con Cebolletas 37
Huevos Revueltos con Tomate 38

Huevos Revueltos con Verduras *39*
Soufflé de pollo *40*
Soufflé de cangrejo *41*
Soufflé de cangrejo y jengibre *42*
Soufflé de pescado *43*
Soufflé de gambas *44*
Soufflé de gambas con brotes de soja *45*
Soufflé de verduras *46*
Huevo Foo Yung *47*
Huevo Frito Foo Yung *48*
Cangrejo Foo Yung con Champiñones *49*
Jamón Huevo Foo Yung *50*
Huevo de cerdo asado Foo Yung *51*
Huevo de cerdo y gambas Foo Yung *52*
Arroz blanco *53*
Arroz integral hervido *53*
Arroz con Ternera *54*
Arroz con hígado de pollo *55*
Arroz con Pollo y Champiñones *56*
Arroz de coco *57*
Arroz con Carne de Cangrejo *58*
Arroz con Guisantes *59*
Arroz con Pimienta *60*
Arroz con huevo escalfado *61*
Arroz estilo Singapur *62*
Arroz Slow Boat *63*
Arroz al horno al vapor *64*
Arroz frito *65*
Arroz frito con almendras *66*
Arroz Frito con Tocino y Huevo *67*
Arroz Frito con Carne *68*
Arroz Frito con Carne Picada *69*
Arroz Frito con Carne y Cebolla *70*
Pollo arroz frito *71*
Arroz Frito De Pato *72*
Jamón arroz frito *73*

Arroz con Jamón Ahumado con Caldo 74
Arroz frito de puerco 75
Arroz Frito De Cerdo Y Gambas 76
Arroz frito con gambas 77
Arroz frito y guisantes 78
Arroz frito con salmón 79
Arroz Frito Especial 80
Diez Arroz Precioso 81
Arroz con Atún Frito 82
Tallarines de huevo cocidos 83
Tallarines de huevo al vapor 84
Tallarines Tostados 84
Fideos fritos 85
Tallarines Suaves Fritos 86
Tallarines Guisados 87
Fideos fríos 88
Cestas de fideos 89
Panqueque de fideos 90
Tallarines Estofados 91
Fideos con carne 93
Fideos con Pollo 94
Fideos con Carne de Cangrejo 95
Fideos en Salsa de Curry 96
Fideos Dan-Dan 97
Fideos con Salsa de Huevo 98
Fideos de jengibre y cebolleta 99
Fideos picantes y amargos 100
Fideos en Salsa de Carne 101
Fideos con Huevos Escalfados 103
Fideos con Cerdo y Verduras 104
Tallarines Transparentes con Carne de Cerdo Picada 105
Piel de rollo de huevo 106
Piel de rollo de huevo cocido 107
Panqueques chinos 108
Pieles de Wonton 109
Espárragos con Almejas 110

Espárragos con Salsa de Huevo *111*

Introducción

Todo el que ama cocinar, ama experimentar con nuevos platos y nuevas sensaciones gustativas. La cocina china se ha vuelto inmensamente popular en los últimos años porque ofrece una gama diferente de sabores para disfrutar. La mayoría de los platos se cocinan sobre la estufa, y muchos se preparan y cocinan rápidamente, por lo que son ideales para el cocinero ocupado que quiere crear un plato apetitoso y atractivo cuando hay poco tiempo de sobra. Si realmente te gusta la cocina china, probablemente ya tengas un wok, y este es el utensilio perfecto para cocinar la mayoría de los platos del libro. Si aún no estás convencido de que este estilo de cocina es para ti, usa una buena sartén o cacerola para probar las recetas. Cuando descubra lo fáciles de preparar y lo sabroso que es comer, seguramente querrá invertir en un wok para su cocina.

Huevos al vapor con pescado

Para 4 personas

225 g / 8 oz de filetes de lenguado, cortados en tiras

30 ml / 2 cucharadas de harina de maíz (maicena)

½ pimiento verde pequeño, finamente picado

1 cebolla tierna (cebolleta), finamente picada

30 ml / 2 cucharadas de aceite de cacahuete

120 ml / 4 fl oz / ½ taza de caldo de pollo

3 huevos, ligeramente batidos

pizca de sal

Espolvoree ligeramente las tiras de pescado en harina de maíz y luego sacuda el exceso. Colócalos en una fuente refractaria poco profunda. Espolvorear con el pimiento, la cebolleta y el aceite. Caliente el caldo de pollo, revuélvalo con los huevos y sazone con sal y luego vierta la mezcla sobre el pescado. Coloque el plato sobre una rejilla en una vaporera, cubra y cocine al vapor durante unos 40 minutos sobre agua hirviendo a fuego lento hasta que el pescado esté cocido y los huevos estén listos.

Para 4 a 6 porciones

6 huevos, separados

225 g / 8 oz de bacalao picado (molido)

375 ml / 13 fl oz / 1½ tazas de agua tibia

pizca de sal

50 g / 2 oz de jamón ahumado, picado

15 ml / 1 cucharada de aceite de cacahuete

ramitas de perejil de hoja plana

Mezclar la clara de huevo con el pescado, la mitad del agua y un poco de sal y verter la mezcla en una fuente refractaria poco profunda. Mezclar las yemas de huevo con el agua restante, el jamón y un poco de sal y verterlo encima de la mezcla de clara de huevo. Coloque el plato sobre una rejilla en una vaporera, cubra y cocine al vapor sobre agua hirviendo a fuego lento durante unos 20 minutos hasta que los huevos estén listos. Calentar el aceite a punto humeante, verterlo sobre los huevos y servir adornado con perejil.

Para 4 personas

45 ml / 3 cucharadas de aceite de maní (maní)

225 g / 8 oz de carne de cerdo magra, picada (molida)

100 g / 4 oz de castañas de agua, picadas (molidas)

1 cebolla tierna (cebolleta), picada

30 ml / 2 cucharadas de salsa de soja

5 ml / 1 cucharadita de sal

120 ml / 4 fl oz / ½ taza de caldo de pollo

4 huevos, ligeramente batidos

Calentar el aceite y sofreír el cerdo, las castañas de agua y las cebolletas hasta que estén ligeramente coloreadas. Agregue la salsa de soja y la sal, luego escurra el exceso de aceite y vierta en una fuente refractaria poco profunda. Calentar el caldo, mezclar con los huevos y verter sobre la mezcla de carne. Coloque el plato sobre una rejilla en una vaporera, cubra y cocine al vapor sobre agua hirviendo a fuego lento durante unos 30 minutos hasta que los huevos estén listos.

Huevos de cerdo fritos

Para 4 personas

100 g / 4 oz de carne de cerdo picada (molida)

2 cebolletas (cebolletas) picadas

15 ml / 1 cucharada de harina de maíz (maicena)

15 ml / 1 cucharada de vino de arroz o jerez seco

15 ml / 1 cucharada de salsa de soja

2,5 ml / ½ cucharadita de sal

4 huevos duros (duros)

aceite para freír

½ cabeza de lechuga, rallada

Mezcle el cerdo, las cebolletas, la maicena, el vino o el jerez, la salsa de soja y la sal. Forma alrededor de los huevos para cubrirlos completamente. Calentar el aceite y freír los huevos hasta que la capa esté dorada y bien cocida. Retirar y escurrir bien para luego servir sobre una cama de lechuga.

Huevos fritos con salsa de soja

Para 4 personas

45 ml / 3 cucharadas de aceite de maní (maní)

4 huevos

15 ml / 1 cucharada de salsa de soja

¼ de lechuga picada

Calentar el aceite hasta que esté muy caliente y romper los huevos en la sartén. Cocine hasta que la parte inferior esté ligeramente dorada, espolvoree generosamente con salsa de soja y dé la vuelta sin romper la yema. Freír durante 1 minuto más. Coloca la lechuga en un plato para servir y coloca los huevos encima para servir.

Para 4 personas

45 ml / 3 cucharadas de aceite de maní (maní)

4 huevos

sal y pimienta recién molida

15 ml / 1 cucharada de salsa de soja

15 ml / 1 cucharada de perejil de hoja plana fresco picado

Calentar el aceite hasta que esté muy caliente y romper los huevos en la sartén. Cocine hasta que la parte inferior esté ligeramente dorada y luego espolvoree con sal, pimienta y salsa de soja. Dobla el huevo por la mitad y presiona suavemente para que se mantenga unido. Cocine por 2 minutos más hasta que estén dorados por ambos lados y luego sirva espolvoreado con perejil.

Huevos Fritos con Verduras

Para 4 personas

4 hongos chinos secos

30 ml / 2 cucharadas de aceite de cacahuete

2,5 ml / ½ cucharadita de sal

3 cebolletas (cebolletas), picadas

50 g / 2 oz de brotes de bambú, en rodajas

50 g / 2 oz de castañas de agua, en rodajas

90 ml / 6 cucharadas de caldo de pollo

10 ml / 2 cucharaditas de harina de maíz (maicena)

15 ml / 1 cucharada de agua

5 ml / 1 cucharadita de azúcar

aceite para freír

4 huevos

¼ de lechuga picada

Remojar los champiñones en agua tibia durante 30 minutos y luego escurrir. Deseche los tallos y corte las tapas. Calentar el aceite y la sal y sofreír las cebolletas durante 30 segundos. Agrega los brotes de bambú y las castañas de agua y sofríe durante 2 minutos. Agrega el caldo, lleva a ebullición, tapa y cocina a fuego lento durante 2 minutos. Licúa la harina de maíz y el agua hasta obtener una pasta y revuélvela en la sartén con el azúcar. Cocine a fuego lento, revolviendo, hasta que la salsa espese. Mientras tanto, calienta el aceite y sofríe los huevos durante unos minutos hasta que los bordes comiencen a dorarse. Coloque la lechuga en un plato para servir, cubra con los huevos y vierta sobre la salsa picante.

Tortilla china

Para 4 personas

4 huevos

sal y pimienta recién molida

30 ml / 2 cucharadas de aceite de cacahuete

Batir los huevos ligeramente y sazonar con sal y pimienta. Caliente el aceite y luego vierta los huevos en la sartén e incline la sartén para que el huevo cubra la superficie. Levante los bordes de la tortilla mientras los huevos se asientan para que el huevo crudo pueda correr por debajo. Cocine hasta que esté listo, luego dóblelo por la mitad y sirva de una vez.

Tortilla China con Brotes de Frijol

Para 4 personas

100 g / 4 oz de brotes de soja

4 huevos

sal y pimienta recién molida

30 ml / 2 cucharadas de aceite de cacahuete

½ pimiento verde pequeño, picado

2 cebolletas (cebolletas), picadas

Escaldar los brotes de soja en agua hirviendo durante 2 minutos y escurrir bien. Batir los huevos ligeramente y sazonar con sal y pimienta. Calentar el aceite y sofreír el pimiento y las cebolletas durante 1 minuto. Agregue los brotes de soja y revuelva hasta que estén cubiertos de aceite. Vierta los huevos en la sartén e incline la sartén para que el huevo cubra la superficie. Levante los bordes de la tortilla mientras los huevos se asientan para que el huevo crudo pueda correr por debajo. Cocine hasta que esté listo, luego dóblelo por la mitad y sirva de una vez.

Tortilla de coliflor

Para 4 personas

1 coliflor, partida en floretes

225 g / 8 oz de carne de pollo, picada (molida)

5 ml / 1 cucharadita de sal

3 claras de huevo, ligeramente batidas

2,5 ml / ½ cucharadita de sal de apio

45 ml / 3 cucharadas de caldo de pollo

45 ml / 3 cucharadas de aceite de maní (maní)

Escaldar los floretes de coliflor en agua hirviendo durante 10 minutos y luego escurrir bien. Mezclar el pollo, la sal, las claras de huevo, la sal de apio y el caldo. Batir con un batidor eléctrico hasta que la mezcla forme picos suaves. Calentar el aceite, agregar la mezcla de pollo y sofreír durante unos 2 minutos. Agrega la coliflor y sofríe durante 2 minutos más antes de servir.

Tortilla de Cangrejo con Salsa Marrón

Para 4 personas

15 ml / 1 cucharada de aceite de cacahuete

4 huevos batidos

2,5 ml / ½ cucharadita de sal

200 g / 7 oz de carne de cangrejo, en copos

175 ml / 6 fl oz / ¾ taza de caldo de pollo

15 ml / 1 cucharada de salsa de soja

10 ml / 2 cucharaditas de harina de maíz (maicena)

45 ml / 3 cucharadas de guisantes cocidos

Calentar el aceite. Batir los huevos y la sal y agregar la carne de cangrejo. Vierta en la sartén y cocine, levantando los bordes de la tortilla mientras los huevos se asientan para que el huevo crudo pueda correr por debajo. Cocine hasta que esté listo, luego dóblelo por la mitad y transfiéralo a un plato para servir caliente. Mientras tanto, calienta el caldo con la salsa de soja y la maicena, revolviendo hasta que la mezcla hierva y espese. Cocine a fuego lento durante 2 minutos y luego agregue los guisantes. Vierta sobre la tortilla justo antes de servir.

Tortilla de Jamón y Castañas de Agua

2 porciones

30 ml / 2 cucharadas de aceite de cacahuete

1 cebolla picada

1 diente de ajo machacado

50 g / 2 oz de jamón picado

50 g / 2 oz de castañas de agua, picadas

15 ml / 1 cucharada de salsa de soja

50 g / 2 oz de queso cheddar

3 huevos batidos

Calentar la mitad del aceite y sofreír la cebolla, el ajo, el jamón, las castañas de agua y la salsa de soja hasta que estén ligeramente dorados. Sácalos de la sartén. Caliente el aceite restante, agregue los huevos y extraiga el huevo hacia el centro cuando comience a cuajar para que el huevo crudo pueda correr por debajo. Cuando el huevo esté listo, vierta la mezcla de jamón en la mitad de la tortilla, cubra con el queso y doble la otra mitad de la tortilla. Tape y cocine por 2 minutos, luego dé vuelta y cocine por 2 minutos más hasta que estén dorados.

Tortilla con Bogavante

Para 4 personas

4 huevos

sal y pimienta recién molida

30 ml / 2 cucharadas de aceite de cacahuete

3 cebolletas (cebolletas), picadas

100 g / 4 oz de carne de langosta, picada

Batir los huevos ligeramente y sazonar con sal y pimienta. Calentar el aceite y sofreír las cebolletas durante 1 minuto. Agrega la langosta y revuelve hasta que esté cubierta de aceite. Vierta los huevos en la sartén e incline la sartén para que el huevo cubra la superficie. Levante los bordes de la tortilla mientras los huevos se asientan para que el huevo crudo pueda correr por debajo. Cocine hasta que esté listo, luego dóblelo por la mitad y sirva de una vez.

Tortilla de ostras

Para 4 personas

4 huevos

120 ml / 4 fl oz / ½ taza de leche

12 ostras sin cáscara

3 cebolletas (cebolletas), picadas

sal y pimienta recién molida

30 ml / 2 cucharadas de aceite de cacahuete

50 g / 2 oz de carne de cerdo magra, desmenuzada

50 g / 2 oz de champiñones, en rodajas

50 g / 2 oz de brotes de bambú, en rodajas

Batir ligeramente los huevos con la leche, las ostras, las cebolletas, la sal y la pimienta. Calentar el aceite y sofreír el cerdo hasta que esté ligeramente dorado. Agrega las setas y los brotes de bambú y sofríe durante 2 minutos. Vierta la mezcla de huevo en la sartén y cocine, levantando los bordes de la tortilla mientras los huevos se asientan para que el huevo crudo pueda correr por debajo. Cocine hasta que esté listo, luego dóblelo por la mitad, dé la vuelta a la tortilla y cocine hasta que esté ligeramente dorado por el otro lado. Sirva de una vez.

Tortilla de Gambas

Para 4 personas

4 huevos

15 ml / 1 cucharada de vino de arroz o jerez seco

sal y pimienta recién molida

30 ml / 2 cucharadas de aceite de cacahuete

1 rodaja de raíz de jengibre, picada

225 g / 8 oz de gambas peladas

Batir ligeramente los huevos con el vino o jerez y sazonar con sal y pimienta. Calentar el aceite y sofreír el jengibre hasta que esté ligeramente dorado. Agrega las gambas y revuelve hasta que estén cubiertas de aceite. Vierta los huevos en la sartén e incline la sartén para que el huevo cubra la superficie. Levante los bordes de la tortilla mientras los huevos se asientan para que el huevo crudo pueda correr por debajo. Cocine hasta que esté listo, luego dóblelo por la mitad y sirva de una vez.

Tortilla con Vieiras

Para 4 personas

4 huevos

5 ml / 1 cucharadita de salsa de soja

sal y pimienta recién molida

30 ml / 2 cucharadas de aceite de cacahuete

3 cebolletas (cebolletas), picadas

225 g / 8 oz de vieiras, cortadas por la mitad

Batir ligeramente los huevos con la salsa de soja y sazonar con sal y pimienta. Calentar el aceite y sofreír las cebolletas hasta que estén ligeramente doradas. Agrega las vieiras y sofríe durante 3 minutos. Vierta los huevos en la sartén e incline la sartén para que el huevo cubra la superficie. Levante los bordes de la tortilla mientras los huevos se asientan para que el huevo crudo pueda correr por debajo. Cocine hasta que esté listo, luego dóblelo por la mitad y sirva de una vez.

Tortilla con Tofu

Para 4 personas

4 huevos

sal y pimienta recién molida

30 ml / 2 cucharadas de aceite de cacahuete

225 g / 8 oz de tofu, triturado

Batir los huevos ligeramente y sazonar con sal y pimienta. Caliente el aceite, luego agregue el tofu y saltee hasta que esté bien caliente. Vierta los huevos en la sartén e incline la sartén para que el huevo cubra la superficie. Levante los bordes de la tortilla mientras los huevos se asientan para que el huevo crudo pueda correr por debajo. Cocine hasta que esté listo, luego dóblelo por la mitad y sirva de una vez.

Para 4 personas

50 g / 2 oz de brotes de soja

60 ml / 4 cucharadas de aceite de cacahuete

225 g / 8 oz de carne de cerdo magra, cortada en cubitos

3 cebolletas (cebolletas), picadas

1 tallo de apio picado

15 ml / 1 cucharada de salsa de soja

5 ml / 1 cucharadita de azúcar

4 huevos, ligeramente batidos

sal

Escaldar los brotes de soja en agua hirviendo durante 3 minutos y luego escurrir bien. Calentar la mitad del aceite y sofreír el cerdo hasta que esté ligeramente dorado. Agrega las cebolletas y el apio y sofríe durante 1 minuto. Agrega la salsa de soja y el azúcar y sofríe durante 2 minutos. Retirar de la sartén. Sazone los huevos batidos con sal. Calentar el aceite restante y verter los huevos en la sartén, inclinando la sartén para que el huevo cubra la superficie. Levante los bordes de la tortilla mientras los huevos se asientan para que el huevo crudo pueda correr por debajo. Coloque el relleno en la mitad de la tortilla y dóblelo por la mitad. Cocine hasta que esté listo y luego sirva de una vez.

Tortilla Rellena De Gambas

Para 4 personas

30 ml / 2 cucharadas de aceite de cacahuete

2 tallos de apio picados

2 cebolletas (cebolletas), picadas

225 g / 8 oz de gambas peladas, cortadas por la mitad

4 huevos, ligeramente batidos

sal

Calentar la mitad del aceite y sofreír el apio y la cebolla hasta que estén ligeramente dorados. Agrega las gambas y sofríe hasta que estén bien calientes. Retirar de la sartén. Sazone los huevos batidos con sal. Calentar el aceite restante y verter los huevos en la sartén, inclinando la sartén para que el huevo cubra la superficie. Levante los bordes de la tortilla mientras los huevos se asientan para que el huevo crudo pueda correr por debajo. Coloque el relleno en la mitad de la tortilla y dóblelo por la mitad. Cocine hasta que esté listo y luego sirva de una vez.

Rollos de tortilla al vapor con relleno de pollo

Para 4 personas

4 huevos, ligeramente batidos

sal

15 ml / 1 cucharada de aceite de cacahuete

100 g / 4 oz de pollo cocido, picado

2 rodajas de raíz de jengibre, picadas

1 cebolla picada

120 ml / 4 fl oz / ½ taza de caldo de pollo

15 ml / 1 cucharada de vino de arroz o jerez seco

Batir los huevos y sazonar con sal. Calentar un poco de aceite y verter una cuarta parte de los huevos, inclinando para esparcir la mezcla sobre la sartén. Freír hasta que se dore ligeramente por un lado y dejar reposar, luego poner boca abajo en un plato. Cocina las 4 tortillas restantes. Mezclar el pollo, el jengibre y la cebolla. Coloque la mezcla en partes iguales entre las tortillas, enróllelas, asegúrelas con palitos de cóctel y coloque los panecillos en una fuente refractaria poco profunda. Coloque sobre una rejilla en una vaporera, cubra y cocine al vapor durante 15 minutos. Transfiera a un plato para servir caliente y córtelo en rodajas gruesas. Mientras tanto, caliente el caldo y el jerez y sazone con sal. Verter sobre las tortillas y servir.

Panqueques de ostra

Para 4 a 6 porciones

12 ostras

4 huevos, ligeramente batidos

3 cebolletas (cebolletas), en rodajas

sal y pimienta recién molida

6 ml / 4 cucharadas de harina común (para todo uso)

2,5 ml / ½ cucharadita de levadura en polvo

45 ml / 3 cucharadas de aceite de maní (maní)

Pelar las ostras, reservando 60 ml / 4 cucharadas de licor, y picarlas en trozos grandes. Mezclar los huevos con las ostras, las cebolletas, la sal y la pimienta. Mezcle la harina y el polvo de hornear, mezcle hasta obtener una pasta con el licor de ostras y luego mezcle la mezcla con los huevos. Calentar un poco de aceite y sofreír cucharadas de la masa para hacer pequeños panqueques. Cocine hasta que estén ligeramente dorados por cada lado, luego agregue un poco más de aceite a la sartén y continúe hasta que se haya usado toda la mezcla.

Tortitas de gambas

Para 4 personas

50 g / 4 oz de gambas peladas, picadas

4 huevos, ligeramente batidos

75 g / 3 oz / ½ taza colmada de harina común (para todo uso)

sal y pimienta recién molida

120 ml / 4 fl oz / ½ taza de caldo de pollo

2 cebolletas (cebolletas), picadas

30 ml / 2 cucharadas de aceite de cacahuete

Mezcle todos los ingredientes excepto el aceite. Calentar un poco de aceite, verter una cuarta parte de la masa, inclinando la sartén para esparcirla por la base. Cocine hasta que esté ligeramente dorado en la parte inferior, luego voltee y dore el otro lado. Retirar de la sartén y continuar cocinando los panqueques restantes.

Para 4 personas

4 huevos batidos

2 cebolletas (cebolletas), picadas

pizca de sal

5 ml / 1 cucharadita de salsa de soja (opcional)

30 ml / 2 cucharadas de aceite de cacahuete

Batir los huevos con las cebolletas, la sal y la salsa de soja, si se usa. Caliente el aceite y luego vierta la mezcla de huevo. Revuelva suavemente con un tenedor hasta que los huevos estén listos. Sirva de una vez.

Para 4 personas

225 g / 8 oz de filete de pescado

30 ml / 2 cucharadas de aceite de cacahuete

1 rodaja de raíz de jengibre, picada

2 cebolletas (cebolletas), picadas

4 huevos, ligeramente batidos

sal y pimienta recién molida

Coloca el pescado en un recipiente refractario y colócalo sobre una rejilla en una vaporera. Cubra y cocine al vapor durante unos 20 minutos, luego retire la piel y desmenuce la pulpa. Calentar el aceite y sofreír el jengibre y las cebolletas hasta que se doren un poco. Agrega el pescado y revuelve hasta que esté cubierto de aceite. Sazone los huevos con sal y pimienta, luego viértalos en la sartén y revuelva suavemente con un tenedor hasta que los huevos estén listos. Sirva de una vez.

Huevos Revueltos con Champiñones

Para 4 personas

30 ml / 2 cucharadas de aceite de cacahuete

4 huevos batidos

3 cebolletas (cebolletas), picadas

pizca de sal

5 ml / 1 cucharadita de salsa de soja

100 g / 4 oz de champiñones, picados en trozos grandes

Caliente la mitad del aceite y fría los champiñones durante unos minutos hasta que estén bien calientes y luego retírelos de la sartén. Batir los huevos con las cebolletas, la sal y la salsa de soja. Caliente el aceite restante y luego vierta la mezcla de huevo. Revuelva suavemente con un tenedor hasta que los huevos comiencen a cuajar, luego regrese los champiñones a la sartén y cocine hasta que los huevos estén listos. Sirva de una vez.

Para 4 personas

4 huevos batidos

3 cebolletas (cebolletas), picadas

sal y pimienta recién molida

5 ml / 1 cucharadita de salsa de soja

30 ml / 2 cucharadas de aceite de cacahuete

15 ml / 1 cucharada de salsa de ostras

100 g / 4 oz de jamón cocido, desmenuzado

2 ramitas de perejil de hoja plana

Batir los huevos con las cebolletas, la sal, la pimienta y la salsa de soja. Agrega la mitad del aceite. Caliente el aceite restante y luego vierta la mezcla de huevo. Revuelva suavemente con un tenedor hasta que los huevos comiencen a cuajar, luego agregue la salsa de ostras y cocine hasta que los huevos estén listos. Servir adornado con el jamón y el perejil.

Para 4 personas

225 g / 8 oz de carne de cerdo magra, cortada en rodajas

30 ml / 2 cucharadas de salsa de soja

30 ml / 2 cucharadas de aceite de cacahuete

2 cebolletas (cebolletas), picadas

4 huevos batidos

pizca de sal

5 ml / 1 cucharadita de salsa de soja

Mezcle la carne de cerdo y la salsa de soja para que la carne de cerdo quede bien cubierta. Calentar el aceite y sofreír el cerdo hasta que esté ligeramente dorado. Agrega las cebolletas y sofríe durante 1 minuto. Batir los huevos con las cebolletas, la sal y la salsa de soja y luego verter la mezcla de huevo en la sartén. Revuelva suavemente con un tenedor hasta que los huevos estén listos. Sirva de una vez.

Para 4 personas

100 g / 4 oz de carne de cerdo picada (molida)

225 g / 8 oz de gambas peladas

2 cebolletas (cebolletas), picadas

1 rodaja de raíz de jengibre, picada

5 ml / 1 cucharadita de harina de maíz (maicena)

15 ml / 1 cucharada de vino de arroz o jerez seco

15 ml / 1 cucharada de salsa de soja

sal y pimienta recién molida

45 ml / 3 cucharadas de aceite de maní (maní)

4 huevos, ligeramente batidos

Mezclar el cerdo, las gambas, las cebolletas, el jengibre, la maicena, el vino o jerez, la salsa de soja, la sal y la pimienta. Calentar el aceite y sofreír la mezcla de cerdo hasta que se dore un poco. Vierta los huevos y revuelva suavemente con un tenedor hasta que los huevos estén listos. Sirva de una vez.

Para 4 personas

45 ml / 3 cucharadas de aceite de maní (maní)

225 g / 8 oz de espinacas

4 huevos batidos

2 cebolletas (cebolletas), picadas

pizca de sal

Calentar la mitad del aceite y sofreír las espinacas durante unos minutos hasta que se pongan de un color verde brillante pero no se marchiten. Retirarlo de la sartén y picarlo finamente. Batir los huevos con las cebolletas, la sal y la salsa de soja, si se usa. Agrega las espinacas. Caliente el aceite y luego vierta la mezcla de huevo. Revuelva suavemente con un tenedor hasta que los huevos estén listos. Sirva de una vez.

Para 4 personas

4 huevos batidos

8 cebolletas (cebolletas), picadas

sal y pimienta recién molida

5 ml / 1 cucharadita de salsa de soja

30 ml / 2 cucharadas de aceite de cacahuete

Batir los huevos con las cebolletas, la sal, la pimienta y la salsa de soja. Caliente el aceite y luego vierta la mezcla de huevo. Revuelva suavemente con un tenedor hasta que los huevos estén listos. Sirva de una vez.

Para 4 personas

4 huevos batidos

2 cebolletas (cebolletas), picadas

pizca de sal

30 ml / 2 cucharadas de aceite de cacahuete

3 tomates, sin piel y picados

Batir los huevos con las cebolletas y la sal. Caliente el aceite y luego vierta la mezcla de huevo. Revuelva suavemente hasta que los huevos comiencen a cuajar, luego mezcle los tomates y continúe cocinando, revolviendo, hasta que cuaje. Sirva de una vez.

Para 4 personas

30 ml / 2 cucharadas de aceite de cacahuete

5 ml / 1 cucharadita de aceite de sésamo

1 pimiento verde cortado en cubitos

1 diente de ajo picado

100 g / 4 oz de tirabeques (guisantes), cortados por la mitad

4 huevos batidos

2 cebolletas (cebolletas), picadas

pizca de sal

5 ml / 1 cucharadita de salsa de soja

Calentar la mitad del aceite de cacahuete con el aceite de sésamo y sofreír el pimiento y el ajo hasta que estén ligeramente dorados. Agrega el tirabeque y sofríe durante 1 minuto. Batir los huevos con las cebolletas, la sal y la salsa de soja y luego verter la mezcla en la sartén. Revuelva suavemente con un tenedor hasta que los huevos estén listos. Sirva de una vez.

Soufflé de pollo

Para 4 personas

100 g / 4 oz de pechuga de pollo picada
(suelo)
45 ml / 3 cucharadas de caldo de pollo
2,5 ml / ½ cucharadita de sal
4 claras de huevo
75 ml / 5 cucharadas de aceite de maní (maní)

Mezcle bien el pollo, el caldo y la sal. Batir las claras de huevo hasta que estén firmes e incorporarlas a la mezcla. Caliente el aceite hasta que esté humeante, agregue la mezcla y revuelva bien, luego baje el fuego y continúe cocinando, revolviendo suavemente, hasta que la mezcla esté firme.

Soufflé de cangrejo

Para 4 personas

100 g / 4 oz de carne de cangrejo, en copos

sal

15 ml / 1 cucharada de harina de maíz (maicena)

120 ml / 4 fl oz / ½ taza de leche

4 claras de huevo

75 ml / 5 cucharadas de aceite de maní (maní)

Mezclar la carne de cangrejo, la sal, la maicena y mezclar bien. Batir las claras de huevo hasta que estén firmes y luego incorporarlas a la mezcla. Caliente el aceite hasta que esté humeante, agregue la mezcla y revuelva bien, luego baje el fuego y continúe cocinando, revolviendo suavemente, hasta que la mezcla esté firme.

Soufflé de cangrejo y jengibre

Para 4 personas

75 ml / 5 cucharadas de aceite de maní (maní)

2 rodajas de raíz de jengibre, picadas

1 cebolla tierna (cebolleta), picada

100 g / 4 oz de carne de cangrejo, en copos

sal

15 ml / 1 cucharada de vino de arroz o jerez seco

120 ml / 4 ft oz / k taza de leche

60 ml / 4 cucharadas de caldo de pollo

15 ml / 2 cucharadas de harina de maíz (maicena)

4 claras de huevo

5 ml / 1 cucharadita de aceite de sésamo

Calentar la mitad del aceite y sofreír el jengibre y la cebolla hasta que se ablanden. Agrega la carne de cangrejo y la sal, retira del fuego y deja enfriar un poco. Mezcle el vino o jerez, la leche, el caldo y la harina de maíz y luego mezcle esto con la mezcla de carne de cangrejo. Batir las claras de huevo hasta que estén firmes y luego incorporarlas a la mezcla. Caliente el aceite restante hasta que esté humeante, agregue la mezcla y revuelva bien, luego baje el fuego y continúe cocinando, revolviendo suavemente, hasta que la mezcla esté firme.

Soufflé de pescado

Para 4 personas

3 huevos, separados
5 ml / 1 cucharadita de salsa de soja
5 ml / 1 cucharadita de azúcar
sal y pimienta recién molida
450 g / 1 libra de filetes de pescado
45 ml / 3 cucharadas de aceite de maní (maní)

Mezclar las yemas de huevo con la salsa de soja, el azúcar, la sal y la pimienta. Corta el pescado en trozos grandes. Sumerja el pescado en la mezcla hasta que esté bien cubierto. Calentar el aceite y sofreír el pescado hasta que esté ligeramente dorado por la parte inferior. Mientras tanto, bata las claras de huevo hasta que estén firmes. Dale la vuelta al pescado y coloca la clara de huevo en la parte superior del pescado. Cocine durante 2 minutos hasta que la parte inferior esté ligeramente dorada, luego voltee nuevamente y cocine por 1 minuto más hasta que la clara de huevo esté firme y dorada. Sirve con salsa de tomate.

Soufflé de gambas

Para 4 personas

225 g / 8 oz de gambas peladas, picadas

1 rodaja de raíz de jengibre, picada

15 ml / 1 cucharada de vino de arroz o jerez seco

15 ml / 1 cucharada de salsa de soja

sal y pimienta recién molida

4 claras de huevo

45 ml / 3 cucharadas de aceite de maní (maní)

Mezclar las gambas, el jengibre, el vino o jerez, la salsa de soja, la sal y la pimienta. Batir las claras de huevo hasta que estén firmes y luego incorporarlas a la mezcla. Caliente el aceite hasta que esté humeante, agregue la mezcla y revuelva bien, luego baje el fuego y continúe cocinando, revolviendo suavemente, hasta que la mezcla esté firme.

Soufflé de gambas con brotes de soja

Para 4 personas

100 g / 4 oz de brotes de soja

100 g / 4 oz de gambas peladas, picadas en trozos grandes

2 cebolletas (cebolletas), picadas

5 ml / 1 cucharadita de harina de maíz (maicena)

15 ml / 1 cucharada de vino de arroz o jerez seco

120 ml / 4 fl oz / ½ taza de caldo de pollo

sal

4 claras de huevo

45 ml / 3 cucharadas de aceite de maní (maní)

Escaldar los brotes de soja en agua hirviendo durante 2 minutos, luego escurrir y mantener caliente. Mientras tanto, mezcle las gambas, la cebolla, la maicena, el vino o el jerez y el caldo y sazone con sal. Batir las claras de huevo hasta que estén firmes y luego incorporarlas a la mezcla. Caliente el aceite hasta que esté humeante, agregue la mezcla y revuelva bien, luego baje el fuego y continúe cocinando, revolviendo suavemente, hasta que la mezcla esté firme. Coloque en un plato para servir caliente y cubra con los brotes de soja.

Soufflé de verduras

Para 4 personas

5 huevos, separados

3 patatas ralladas

1 cebolla pequeña finamente picada

15 ml / 1 cucharada de perejil fresco picado

5 ml / 1 cucharadita de salsa de soja

sal y pimienta recién molida

Batir las claras de huevo a punto de nieve. Batir las yemas de huevo hasta que estén pálidas y espesas, luego agregar las papas, la cebolla, el perejil y la salsa de soja y mezclar bien.

Incorporar las claras de huevo. Vierta en una fuente de soufflé engrasada y hornee en un horno precalentado a 180 ° C / 350 ° F / marca de gas 4 durante unos 40 minutos.

Huevo Foo Yung

Para 4 personas

4 huevos, ligeramente batidos

sal

100 g / 4 oz de pollo cocido, picado

1 cebolla picada

2 tallos de apio picados

50 g / 2 oz de champiñones, picados

30 ml / 2 cucharadas de aceite de cacahuete

salsa de huevo foo yung

Mezcle los huevos, la sal, el pollo, la cebolla, el apio y los champiñones. Caliente un poco de aceite y vierta una cuarta parte de la mezcla en la sartén. Freír hasta que la parte inferior esté ligeramente dorada, luego voltear y dorar el otro lado. Sirva con salsa foo yung de huevo.

Huevo Frito Foo Yung

Para 4 personas

4 huevos, ligeramente batidos

5 ml / 1 cucharadita de sal

100 g / 4 oz de jamón ahumado, picado

100 g de champiñones picados

15 ml / 1 cucharada de salsa de soja

aceite para freír

Mezclar los huevos con la sal, el jamón, los champiñones y la salsa de soja. Calienta el aceite y vierte con cuidado cucharadas de la mezcla en el aceite. Cocine hasta que suban a la superficie, déles la vuelta hasta que se doren por ambos lados. Retirar del aceite y escurrir mientras cocinas los panqueques restantes.

Para 4 personas

6 huevos batidos

45 ml / 3 cucharadas de harina de maíz (maicena)

100 g / 4 oz de carne de cangrejo

100 g / 4 oz de champiñones, cortados en cubitos

100 g / 4 oz de guisantes congelados

2 cebolletas (cebolletas), picadas

5 ml / 1 cucharadita de sal

45 ml / 3 cucharadas de aceite de maní (maní)

Batir los huevos y luego incorporar la harina de maíz. Agregue todos los ingredientes restantes excepto el aceite. Calentar un poco de aceite y verter la mezcla en la sartén poco a poco para hacer tortitas pequeñas de unos 7,5 cm de ancho. Freír hasta que el fondo esté ligeramente dorado, luego voltear y dorar el otro lado. Continúe hasta que haya usado toda la mezcla.

Jamón Huevo Foo Yung

Para 4 personas

60 ml / 4 cucharadas de aceite de cacahuete

50 g / 2 oz de brotes de bambú, cortados en cubitos

50 g / 2 oz de castañas de agua, cortadas en cubitos

2 cebolletas (cebolletas), picadas

2 tallos de apio, cortados en cubitos

50 g / 2 oz de jamón ahumado, cortado en cubitos

15 ml / 1 cucharada de salsa de soja

2,5 ml / ½ cucharadita de azúcar

2,5 ml / ½ cucharadita de sal

4 huevos, ligeramente batidos

Calentar la mitad del aceite y sofreír los brotes de bambú, las castañas de agua, las cebolletas y el apio durante unos 2 minutos. Agrega el jamón, la salsa de soja, el azúcar y la sal, retira de la sartén y deja enfriar un poco. Agrega la mezcla a los huevos batidos. Calentar un poco del aceite restante y verter la mezcla en la sartén poco a poco para hacer tortitas pequeñas de unos 7,5 cm de ancho. Freír hasta que el fondo esté ligeramente dorado, luego voltear y dorar el otro lado. Continúe hasta que haya usado toda la mezcla.

Huevo de cerdo asado Foo Yung

Para 4 personas

4 hongos chinos secos

60 ml / 3 cucharadas de aceite de cacahuete

100 g / 4 oz de cerdo asado, desmenuzado

100 g / 4 oz de col china, rallada

50 g / 2 oz de brotes de bambú, en rodajas

50 g / 2 oz de castañas de agua, en rodajas

4 huevos, ligeramente batidos

sal y pimienta recién molida

Remojar los champiñones en agua tibia durante 30 minutos y luego escurrir. Deseche los tallos y corte las tapas. Calentar 30 ml / 2 cucharadas de aceite y sofreír las setas, el cerdo, el repollo, los brotes de bambú y las castañas de agua durante 3 minutos. Retirar de la sartén y dejar enfriar un poco, luego mezclarlos con los huevos y sazonar con sal y pimienta. Calentar un poco del aceite restante y verter la mezcla en la sartén poco a poco para hacer tortitas pequeñas de unos 7,5 cm de ancho. Freír hasta que el fondo esté ligeramente dorado, luego voltear y dorar el otro lado. Continúe hasta que haya usado toda la mezcla.

Huevo de cerdo y gambas Foo Yung

Para 4 personas

45 ml / 3 cucharadas de aceite de maní (maní)
100 g / 4 oz de carne de cerdo magra, cortada en rodajas
1 cebolla picada
225 g / 8 oz de gambas peladas, cortadas en rodajas
50 g / 2 oz de col china, rallada
4 huevos, ligeramente batidos
sal y pimienta recién molida

Calentar 30 ml / 2 cucharadas de aceite y sofreír el cerdo y la cebolla hasta que estén ligeramente dorados. Agrega las gambas y sofríe hasta que estén cubiertas de aceite, luego agrega el repollo, revuelve bien, tapa y cocina a fuego lento durante 3 minutos. Retirar de la sartén y dejar enfriar un poco. Agrega la mezcla de carne a los huevos y sazona con sal y pimienta. Calentar un poco del aceite restante y verter la mezcla en la sartén poco a poco para hacer tortitas pequeñas de unos 7,5 cm de ancho. Freír hasta que el fondo esté ligeramente dorado, luego voltear y dorar el otro lado. Continúe hasta que haya usado toda la mezcla.

Arroz blanco

Para 4 personas

225 g / 8 oz / 1 taza de arroz de grano largo
15 ml / 1 cucharada de aceite
750 ml / 1¼ pts / 3 tazas de agua

Lave el arroz y luego colóquelo en una cacerola. Agregue el agua al aceite y luego agréguelo a la sartén de modo que quede aproximadamente 2,5 cm por encima del arroz. Lleve a ebullición, cubra con una tapa hermética, reduzca el fuego y cocine a fuego lento durante 20 minutos.

Arroz integral hervido

Para 4 personas

225 g / 8 oz / 1 taza de arroz integral de grano largo
5 ml / 1 cucharadita de sal
900 ml / 1½ pts / 3¾ tazas de agua

Lave el arroz y luego colóquelo en una cacerola. Agregue la sal y el agua para que quede unos 3 cm por encima del arroz. Llevar a ebullición, cubrir con una tapa hermética, reducir el fuego y dejar hervir a fuego lento durante 30 minutos, asegurándose de que no hierva en seco.

Arroz con Ternera

Para 4 personas

225 g / 8 oz / 1 taza de arroz de grano largo
100 g / 4 oz de carne de res picada (molida)
1 rodaja de raíz de jengibre, picada
15 ml / 1 cucharada de salsa de soja
15 ml / 1 cucharada de vino de arroz o jerez seco
5 ml / 1 cucharadita de aceite de cacahuete
2,5 ml / ½ cucharadita de azúcar
2,5 ml / ½ cucharadita de sal

Coloque el arroz en una cacerola grande y déjelo hervir. Tape y cocine a fuego lento durante unos 10 minutos hasta que se haya absorbido la mayor parte del líquido. Mezclar el resto de los ingredientes, colocar encima del arroz, tapar y cocinar 20 minutos más a fuego lento hasta que esté cocido. Revuelva los ingredientes antes de servir.

Arroz con hígado de pollo

Para 4 personas

225 g / 8 oz / 1 taza de arroz de grano largo
375 ml / 13 fl oz / 1½ tazas de caldo de pollo
sal
2 hígados de pollo cocidos, en rodajas finas

Colocar el arroz y el caldo en una cacerola grande y llevar a ebullición. Tape y cocine a fuego lento durante unos 10 minutos hasta que el arroz esté casi tierno. Retire la tapa y continúe cocinando a fuego lento hasta que la mayor parte del caldo se haya absorbido. Sazone al gusto con sal, agregue los hígados de pollo y caliente suavemente antes de servir.

Arroz con Pollo y Champiñones

Para 4 personas

225 g / 8 oz / 1 taza de arroz de grano largo

100 g / 4 oz de carne de pollo, desmenuzada

100 g / 4 oz de champiñones, cortados en cubitos

5 ml / 1 cucharadita de harina de maíz (maicena)

5 ml / 1 cucharadita de salsa de soja

5 ml / 1 cucharadita de vino de arroz o jerez seco

pizca de sal

15 ml / 1 cucharada de cebolletas tiernas picadas (cebolletas)

15 ml / 1 cucharada de salsa de ostras

Coloque el arroz en una cacerola grande y déjelo hervir. Tape y cocine a fuego lento durante unos 10 minutos hasta que se haya absorbido la mayor parte del líquido. Mezclar todos los ingredientes restantes excepto las cebolletas y la salsa de ostras, colocar encima del arroz, tapar y cocinar 20 minutos más a fuego lento hasta que esté cocido. Mezcle los ingredientes y espolvoree con cebolletas y salsa de ostras antes de servir.

Arroz de coco

Para 4 personas

225 g / 8 oz / 1 taza de arroz con aroma tailandés

1 l / 1¾ pts / 4¼ tazas de leche de coco

150 ml / ¼ pt / generosa ½ taza de crema de coco

1 ramita de cilantro picado

pizca de sal

Llevar a ebullición todos los ingredientes en una cacerola, tapar y dejar que el arroz se hinche a fuego lento durante unos 25 minutos, revolviendo de vez en cuando.

Para 4 personas

225 g / 8 oz / 1 taza de arroz de grano largo

100 g / 4 oz de carne de cangrejo, en copos

2 rodajas de raíz de jengibre, picadas

15 ml / 1 cucharada de salsa de soja

15 ml / 1 cucharada de vino de arroz o jerez seco

5 ml / 1 cucharadita de aceite de cacahuete

5 ml / 1 cucharadita de harina de maíz (maicena)

sal y pimienta recién molida

Coloque el arroz en una cacerola grande y déjelo hervir. Tape y cocine a fuego lento durante unos 10 minutos hasta que se haya absorbido la mayor parte del líquido. Mezclar el resto de los ingredientes, colocar encima del arroz, tapar y cocinar 20 minutos más a fuego lento hasta que esté cocido. Revuelva los ingredientes antes de servir.

Para 4 personas

225 g / 8 oz / 1 taza de arroz de grano largo

350 g / 12 oz de guisantes

30 ml / 2 cucharadas de salsa de soja

Colocar el arroz y el caldo en una cacerola grande y llevar a ebullición. Agregue los guisantes, tape y cocine a fuego lento durante unos 20 minutos hasta que el arroz esté casi tierno. Retire la tapa y continúe cocinando a fuego lento hasta que se haya absorbido la mayor parte del líquido. Tapar y dejar reposar del fuego durante 5 minutos y luego servir espolvoreado con salsa de soja.

Para 4 personas

225 g / 8 oz / 1 taza de arroz de grano largo

2 cebolletas (cebolletas), picadas

1 pimiento rojo cortado en cubitos

45 ml / 3 cucharadas de salsa de soja

30 ml / 2 cucharadas de aceite de cacahuete

5 ml / 1 cucharadita de azúcar

Colocar el arroz en una cacerola, cubrir con agua fría, llevar a ebullición, tapar y cocinar a fuego lento durante unos 20 minutos hasta que esté tierno. Escurrir bien y luego agregar las cebolletas, la pimienta, la salsa de soja, el aceite y el azúcar. Transfiera a un tazón para servir caliente y sirva de inmediato.

Arroz con huevo escalfado

Para 4 personas

225 g / 8 oz / 1 taza de arroz de grano largo

4 huevos

15 ml / 1 cucharada de salsa de ostras

Coloque el arroz en una sartén, cubra con agua fría, deje hervir, tape y cocine a fuego lento durante unos 10 minutos hasta que esté tierno. Escurrir y colocar en un plato para servir caliente. Mientras tanto, hierva una olla con agua, rompa con cuidado los huevos y cocine durante unos minutos hasta que las claras estén listas pero los huevos aún húmedos. Sacar de la sartén con una espumadera y colocar encima del arroz. Sirve espolvoreado con salsa de ostras.

Arroz estilo Singapur

Para 4 personas

225 g / 8 oz / 1 taza de arroz de grano largo

5 ml / 1 cucharadita de sal

1,2 l / 2 pts / 5 tazas de agua

Lavar el arroz y luego colocarlo en una cacerola con la sal y el agua. Lleve a ebullición, luego reduzca el fuego y cocine a fuego lento durante unos 15 minutos hasta que el arroz esté tierno. Escurrir en un colador y enjuagar con agua caliente antes de servir.

Arroz Slow Boat

Para 4 personas

225 g / 8 oz / 1 taza de arroz de grano largo

5 ml / 1 cucharadita de sal

15 ml / 1 cucharada de aceite

750 ml / 1 ¼ pts / 3 tazas de agua

Lavar el arroz y colocarlo en una fuente refractaria con la sal, el aceite y el agua. Tape y hornee en un horno precalentado a 120 ° C / 250 ° F / marca de gas ½ durante aproximadamente 1 hora hasta que se haya absorbido toda el agua.

Arroz al horno al vapor

Para 4 personas

225 g / 8 oz / 1 taza de arroz de grano largo

5 ml / 1 cucharadita de sal

450 ml / ¾ pt / 2 tazas de agua

Colocar el arroz, la sal y el agua en una cazuela, tapar y hornear en un horno precalentado a 180 ° C / 350 ° F / marca de gas 4 durante unos 30 minutos.

Arroz frito

Para 4 personas

225 g / 8 oz / 1 taza de arroz de grano largo

750 ml / 1 ¼ pts / 3 tazas de agua

30 ml / 2 cucharadas de aceite de cacahuete

1 huevo batido

2 dientes de ajo machacados

pizca de sal

1 cebolla finamente picada

3 cebolletas (cebolletas), picadas

2,5 ml / ½ cucharadita de melaza negra

Coloque el arroz y el agua en una cacerola, lleve a ebullición, tape y cocine a fuego lento durante unos 20 minutos hasta que el arroz esté cocido. Escurrir bien. Caliente 5 ml / 1 cucharadita de aceite y vierta el huevo. Cocine hasta que se asiente en la base, luego voltee y continúe cocinando hasta que cuaje. Retirar de la sartén y cortar en tiras. Agrega el aceite restante a la sartén con el ajo y la sal y fríe hasta que el ajo se dore. Agrega la cebolla y el arroz y sofríe durante 2 minutos. Agrega las cebolletas y sofríe durante 2 minutos. Agregue la melaza negra hasta que el arroz esté cubierto, luego agregue las tiras de huevo y sirva.

Arroz frito con almendras

Para 4 personas

250 ml / 8 fl oz / 1 taza de aceite de maní (maní)

50 g / 2 oz / ½ taza de almendras en copos

4 huevos batidos

450 g / 1 lb / 3 tazas de arroz de grano largo cocido

5 ml / 1 cucharadita de sal

3 lonchas de jamón cocido, cortado en tiras

2 chalotas, finamente picadas

15 ml / 1 cucharada de salsa de soja

Calentar el aceite y freír las almendras hasta que estén doradas. Retirar de la sartén y escurrir sobre papel de cocina. Vierta la mayor parte del aceite de la sartén, luego vuelva a calentar y vierta los huevos, revolviendo continuamente. Agrega el arroz y la sal y cocina por 5 minutos, levantando y revolviendo rápidamente para que los granos de arroz queden cubiertos con el huevo. Agregue el jamón, las chalotas y la salsa de soja y cocine por 2 minutos más. Incorpora la mayoría de las almendras y sírvelas adornadas con las almendras restantes.

Para 4 personas

45 ml / 3 cucharadas de aceite de maní (maní)

225 g / 8 oz de tocino, picado

1 cebolla finamente picada

3 huevos batidos

225 g / 8 oz de arroz de grano largo cocido

Calentar el aceite y sofreír el tocino y la cebolla hasta que estén ligeramente dorados. Agrega los huevos y sofríe hasta que estén casi cocidos. Agregue el arroz y saltee hasta que el arroz esté bien caliente.

Arroz Frito con Carne

Para 4 personas

225 g / 8 oz de carne magra de res, cortada en tiras

15 ml / 1 cucharada de harina de maíz (maicena)

15 ml / 1 cucharada de salsa de soja

15 ml / 1 cucharada de vino de arroz o jerez seco

5 ml / 1 cucharadita de azúcar

75 ml / 5 cucharadas de aceite de maní (maní)

1 cebolla picada

450 g / 1 lb / 3 tazas de arroz de grano largo cocido

45 ml / 3 cucharadas de caldo de pollo

Mezclar la carne con la maicena, la salsa de soja, el vino o jerez y el azúcar. Calentar la mitad del aceite y freír la cebolla hasta que esté transparente. Agrega la carne y sofríe durante 2 minutos. Retirar de la sartén. Calentar el aceite restante, agregar el arroz y sofreír durante 2 minutos. Agregue el caldo y caliente. Agregue la mitad de la mezcla de carne y cebolla y revuelva hasta que esté caliente, luego transfiera a un plato para servir caliente y cubra con la carne restante y las cebollas.

Arroz Frito con Carne Picada

Para 4 personas

30 ml / 2 cucharadas de aceite de cacahuete

1 diente de ajo machacado

pizca de sal

30 ml / 2 cucharadas de salsa de soja

30 ml / 2 cucharadas de salsa hoisin

450 g / 1 libra de carne picada (molida)

1 cebolla cortada en cubitos

1 zanahoria cortada en cubitos

1 puerro cortado en cubitos

450 g / 1 libra de arroz de grano largo cocido

Calentar el aceite y sofreír los ajos y la sal hasta que estén ligeramente dorados. Agregue las salsas de soja y hoisin y revuelva hasta que esté bien caliente. Agregue la carne y fría hasta que se dore y se desmorone. Agrega las verduras y fríe hasta que estén tiernas, revolviendo con frecuencia. Agregue el arroz y fríalo, revolviendo continuamente, hasta que esté bien caliente y cubierto con las salsas.

Arroz Frito con Carne y Cebolla

Para 4 personas

450 g / 1 libra de carne magra de res, en rodajas finas

45 ml / 3 cucharadas de salsa de soja

15 ml / 1 cucharada de vino de arroz o jerez seco

sal y pimienta recién molida

15 ml / 1 cucharada de harina de maíz (maicena)

45 ml / 3 cucharadas de aceite de maní (maní)

1 cebolla picada

225 g / 8 oz de arroz de grano largo cocido

Marine la carne en salsa de soja, vino o jerez, sal, pimienta y harina de maíz durante 15 minutos. Calentar el aceite y sofreír la cebolla hasta que esté ligeramente dorada. Agrega la carne y la marinada y sofríe durante 3 minutos. Agrega el arroz y sofríe hasta que esté bien caliente.

Pollo arroz frito

Para 4 personas

225 g / 8 oz / 1 taza de arroz de grano largo

750 ml / 1¼ pts / 3 tazas de agua

30 ml / 2 cucharadas de aceite de cacahuete

2 dientes de ajo machacados

pizca de sal

1 cebolla finamente picada

3 cebolletas (cebolletas), picadas

100 g / 4 oz de pollo cocido, desmenuzado

15 ml / 1 cucharada de salsa de soja

Coloque el arroz y el agua en una cacerola, lleve a ebullición, tape y cocine a fuego lento durante unos 20 minutos hasta que el arroz esté cocido. Escurrir bien. Calentar el aceite y sofreír el ajo y la sal hasta que el ajo se torne ligeramente dorado. Agrega la cebolla y sofríe durante 1 minuto. Agrega el arroz y sofríe durante 2 minutos. Agrega las cebolletas y el pollo y sofríe durante 2 minutos. Agrega la salsa de soja hasta cubrir el arroz.

Arroz Frito De Pato

Para 4 personas

4 hongos chinos secos

45 ml / 3 cucharadas de aceite de maní (maní)

2 cebolletas (cebolletas), en rodajas

225 g / 8 oz de col china, rallada

100 g / 4 oz de pato cocido, desmenuzado

45 ml / 3 cucharadas de salsa de soja

15 ml / 1 cucharada de vino de arroz o jerez seco

350 g / 12 oz de arroz de grano largo cocido

45 ml / 3 cucharadas de caldo de pollo

Remojar los champiñones en agua tibia durante 30 minutos y luego escurrir. Desechar los tallos y picar las tapas. Calentar la mitad del aceite y freír las cebolletas hasta que estén transparentes. Agrega la col china y sofríe durante 1 minuto. Agrega el pato, la salsa de soja y el vino o jerez y sofríe durante 3 minutos. Retirar de la sartén. Calentar el aceite restante y sofreír el arroz hasta que esté cubierto de aceite. Añadir el caldo, llevar a ebullición y sofreír durante 2 minutos. Regrese la mezcla de pato a la sartén y revuelva hasta que esté bien caliente antes de servir.

Jamón arroz frito

Para 4 personas

30 ml / 2 cucharadas de aceite de cacahuete

1 huevo batido

1 diente de ajo machacado

350 g / 12 oz de arroz de grano largo cocido

1 cebolla finamente picada

1 pimiento verde picado

100 g / 4 oz de jamón picado

50 g / 2 oz de castañas de agua, en rodajas

50 g / 2 oz de brotes de bambú, picados

15 ml / 1 cucharada de salsa de soja

15 ml / 1 cucharada de vino de arroz o jerez seco

15 ml / 1 cucharada de salsa de ostras

Calentar un poco de aceite en una sartén y agregar el huevo, inclinando la sartén para que se esparza por la sartén. Cocine hasta que la parte inferior esté ligeramente dorada, luego déle la vuelta y cocine por el otro lado. Retirarlo de la sartén y cortarlo y sofreír el ajo hasta que esté ligeramente dorado. Agrega el arroz, la cebolla y el pimiento y sofríe durante 3 minutos. Añadir el jamón, las castañas de agua y los brotes de bambú y sofreír durante 5 minutos. Agregue los ingredientes restantes y saltee durante unos 4 minutos. Servir espolvoreado con las tiras de huevo.

Arroz con Jamón Ahumado con Caldo

Para 4 personas

30 ml / 2 cucharadas de aceite de cacahuete

3 huevos batidos

350 g / 12 oz de arroz de grano largo cocido

600 ml / 1 pt / 2½ tazas de caldo de pollo

100 g / 4 oz de jamón ahumado, desmenuzado

100 g / 4 oz de brotes de bambú, en rodajas

Caliente el aceite y luego vierta los huevos. Cuando empiecen a cuajar, añadir el arroz y sofreír durante 2 minutos. Añadir el caldo y el jamón y llevar a ebullición. Cocine a fuego lento durante 2 minutos, luego agregue los brotes de bambú y sirva.

Arroz frito de puerco

Para 4 personas

45 ml / 3 cucharadas de aceite de maní (maní)

3 cebolletas (cebolletas), picadas

100 g / 4 oz de cerdo asado, cortado en cubitos

350 g / 12 oz de arroz de grano largo cocido

30 ml / 2 cucharadas de salsa de soja

2,5 ml / ½ cucharadita de sal

2 huevos batidos

Calentar el aceite y sofreír las cebolletas hasta que estén transparentes. Agregue el cerdo y revuelva hasta que esté cubierto de aceite. Agrega el arroz, la salsa de soja y la sal y sofríe durante 3 minutos. Agrega los huevos y dóblalos hasta que empiecen a cuajar.

Arroz Frito De Cerdo Y Gambas

Para 4 personas

45 ml / 3 cucharadas de aceite de maní (maní)

2,5 ml / ½ cucharadita de sal

2 cebolletas (cebolletas), picadas

350 g / 12 oz de arroz de grano largo cocido

100 g / 4 oz de cerdo asado

225 g / 8 oz de gambas peladas

50 g / 2 oz de hojas chinas, ralladas

45 ml / 3 cucharadas de salsa de soja

Calentar el aceite y freír la sal y las cebolletas hasta que estén ligeramente doradas. Agrega el arroz y sofríe para romper los granos. Agrega la carne de cerdo y sofríe durante 2 minutos. Agrega las gambas, las hojas chinas y la salsa de soja y sofríe hasta que estén bien calientes.

Arroz frito con gambas

Para 4 personas

225 g / 8 oz / 1 taza de arroz de grano largo

750 ml / 1¼ pts / 3 tazas de agua

30 ml / 2 cucharadas de aceite de cacahuete

2 dientes de ajo machacados

pizca de sal

1 cebolla finamente picada

225 g / 8 oz de gambas peladas

5 ml / 1 cucharadita de salsa de soja

Coloque el arroz y el agua en una cacerola, lleve a ebullición, tape y cocine a fuego lento durante unos 20 minutos hasta que el arroz esté cocido. Escurrir bien. Calentar el aceite con el ajo y la sal y sofreír hasta que el ajo se torne ligeramente dorado. Agrega el arroz y la cebolla y sofríe durante 2 minutos. Agrega las gambas y sofríe durante 2 minutos. Agregue la salsa de soja antes de servir.

Arroz frito y guisantes

Para 4 personas

30 ml / 2 cucharadas de aceite de cacahuete

2 dientes de ajo machacados

5 ml / 1 cucharadita de sal

350 g / 12 oz de arroz de grano largo cocido

225 g / 8 oz de guisantes escaldados o congelados,

descongelados

4 cebolletas (cebolletas), finamente picadas

30 ml / 2 cucharadas de perejil fresco finamente picado

Calentar el aceite y sofreír los ajos y la sal hasta que estén ligeramente dorados. Agrega el arroz y sofríe durante 2 minutos. Agregue los guisantes, las cebollas y el perejil y saltee durante unos minutos hasta que estén bien calientes. Sirva caliente o fría.

Arroz frito con salmón

Para 4 personas

30 ml / 2 cucharadas de aceite de cacahuete

2 dientes de ajo picados

2 cebolletas (cebolletas), en rodajas

50 g / 2 oz de salmón picado

75 g / 3 oz de espinacas picadas

150 g / 5 oz de arroz de grano largo cocido

Calentar el aceite y freír los ajos y las cebolletas durante 30 segundos. Agrega el salmón y sofríe por 1 minuto. Agrega las espinacas y sofríe por 1 minuto. Agregue el arroz y saltee hasta que esté bien caliente y bien mezclado.

Arroz Frito Especial

Para 4 personas

60 ml / 4 cucharadas de aceite de cacahuete

1 cebolla finamente picada

100 g / 4 oz de tocino, picado

50 g / 2 oz de jamón picado

50 g / 2 oz de pollo cocido, desmenuzado

50 g / 2 oz de gambas peladas

60 ml / 4 cucharadas de salsa de soja

30 ml / 2 cucharadas de vino de arroz o jerez seco

sal y pimienta recién molida

15 ml / 1 cucharada de harina de maíz (maicena)

225 g / 8 oz de arroz de grano largo cocido

2 huevos batidos

100 g / 4 oz de champiñones, en rodajas

50 g / 2 oz de guisantes congelados

Calentar el aceite y sofreír la cebolla y el tocino hasta que estén ligeramente dorados. Agrega el jamón y el pollo y sofríe durante 2 minutos. Agrega las gambas, la salsa de soja, el vino o jerez, la sal, la pimienta y la maicena y sofríe durante 2 minutos. Agrega el arroz y sofríe durante 2 minutos. Agrega los huevos, los champiñones y los guisantes y sofríe durante 2 minutos hasta que estén calientes.

Diez Arroz Precioso

Sirve de 6 a 8

45 ml / 3 cucharadas de aceite de maní (maní)

1 cebolla tierna (cebolleta), picada

100 g / 4 oz de carne de cerdo magra, desmenuzada

1 pechuga de pollo, desmenuzada

100 g / 4 oz de jamón, desmenuzado

30 ml / 2 cucharadas de salsa de soja

30 ml / 2 cucharadas de vino de arroz o jerez seco

5 ml / 1 cucharadita de sal

350 g / 12 oz de arroz de grano largo cocido

250 ml / 8 fl oz / 1 taza de caldo de pollo

100 g / 4 oz de brotes de bambú, cortados en tiras

50 g / 2 oz de castañas de agua, en rodajas

Calentar el aceite y sofreír la cebolleta hasta que esté transparente. Agrega la carne de cerdo y sofríe durante 2 minutos. Agrega el pollo y el jamón y sofríe durante 2 minutos. Agregue la salsa de soja, el jerez y la sal. Agregue el arroz y el caldo y deje hervir. Agregue los brotes de bambú y las castañas de agua, tape y cocine a fuego lento durante 30 minutos.

Arroz con Atún Frito

Para 4 personas

30 ml / 2 cucharadas de aceite de cacahuete

2 cebollas en rodajas

1 pimiento verde picado

450 g / 1 lb / 3 tazas de arroz de grano largo cocido

sal

3 huevos batidos

300 g / 12 oz de atún enlatado, en copos

30 ml / 2 cucharadas de salsa de soja

2 chalotas, finamente picadas

Calentar el aceite y sofreír las cebollas hasta que estén blandas. Agrega el pimiento y sofríe por 1 minuto. Empuje hacia un lado de la sartén. Agrega el arroz, espolvorea con sal y sofríe durante 2 minutos, mezclando poco a poco el pimiento y la cebolla. Haga un hueco en el centro del arroz, vierta un poco más de aceite y vierta los huevos. Revuelva hasta que esté casi revuelto y mezcle con el arroz. Cocine por 3 minutos más. Agregue el atún y la salsa de soja y caliente bien. Servir espolvoreado con las chalotas picadas.

Tallarines de huevo cocidos

Para 4 personas

10 ml / 2 cucharaditas de sal

450 g / 1 libra de fideos de huevo

30 ml / 2 cucharadas de aceite de cacahuete

Ponga a hervir una cacerola con agua, agregue la sal y agregue los fideos. Regrese a ebullición y hierva durante unos 10 minutos hasta que estén tiernos pero aún firmes. Escurrir bien, enjuagar con agua fría, escurrir y luego enjuagar con agua caliente. Mezcle con el aceite antes de servir.

Tallarines de huevo al vapor

Para 4 personas

10 ml / 2 cucharaditas de sal

450 g / 1 libra de fideos de huevo finos

Ponga a hervir una cacerola con agua, agregue la sal y agregue los fideos. Revuelva bien y luego escurra. Coloque los fideos en un colador, colóquelos en una vaporera y cocine al vapor sobre agua hirviendo durante unos 20 minutos hasta que estén tiernos.

Tallarines Tostados

Para 8 porciones

10 ml / 2 cucharaditas de sal

450 g / 1 libra de fideos de huevo

30 ml / 2 cucharadas de aceite de cacahuete

plato salteado

Ponga a hervir una cacerola con agua, agregue la sal y agregue los fideos. Regrese a ebullición y hierva durante unos 10 minutos hasta que estén tiernos pero aún firmes. Escurrir bien, enjuagar con agua fría, escurrir y luego enjuagar con agua caliente. Mezcle con el aceite, luego mezcle suavemente con cualquier mezcla salteada y caliente suavemente para mezclar los sabores.

Fideos fritos

Para 4 personas

225 g / 8 oz de fideos de huevo finos

sal

aceite para freír

Cocine los fideos en agua hirviendo con sal de acuerdo con las instrucciones del paquete. Escurrir bien. Colocar varias capas de papel de cocina en una bandeja para hornear, extender los fideos y dejar secar durante varias horas. Calentar el aceite y freír las cucharadas de los fideos a la vez durante unos 30 segundos hasta que estén dorados. Escurrir sobre papel de cocina.

Para 4 personas

350 g / 12 oz de fideos de huevo

75 ml / 5 cucharadas de aceite de maní (maní)

sal

Ponga a hervir una olla con agua, agregue los fideos y hierva hasta que los fideos estén tiernos. Escurrir y enjuagar con agua fría, luego agua caliente y luego escurrir nuevamente. Agregue 15 ml / 1 cucharada de aceite y luego deje enfriar y enfríe en el refrigerador. Calentar el aceite restante hasta casi humear. Agregue los fideos y revuelva suavemente hasta que estén cubiertos de aceite. Reduzca el fuego y continúe revolviendo durante unos minutos hasta que los fideos estén dorados por fuera pero suaves por dentro.

Tallarines Guisados

Para 4 personas

450 g / 1 libra de fideos de huevo

5 ml / 1 cucharadita de sal

30 ml / 2 cucharadas de aceite de cacahuete

3 cebolletas (cebolletas), cortadas en tiras

1 diente de ajo machacado

2 rodajas de raíz de jengibre, picadas

100 g / 4 oz de carne de cerdo magra, cortada en tiras

100 g / 4 oz de jamón, cortado en tiras

100 g / 4 oz de gambas peladas

450 ml / ¬œ pt / 2 tazas de caldo de pollo

30 ml / 2 cucharadas de salsa de soja

Ponga a hervir una cacerola con agua, agregue la sal y agregue los fideos. Vuelva a hervir y hierva durante unos 5 minutos, luego escurra y enjuague con agua fría.

Mientras tanto, calentar el aceite y sofreír las cebolletas, el ajo y el jengibre hasta que estén ligeramente dorados. Agrega la carne de cerdo y sofríe hasta que tenga un color claro. Agregue el jamón y las gambas y agregue el caldo, la salsa de soja y los fideos. Llevar a ebullición, tapar y cocinar a fuego lento durante 10 minutos.

Fideos fríos

Para 4 personas

450 g / 1 libra de fideos de huevo

5 ml / 1 cucharadita de sal

15 ml / 1 cucharada de aceite de cacahuete

225 g / 8 oz de brotes de soja

225 g / 8 oz de cerdo asado, desmenuzado

1 pepino cortado en tiras

12 rábanos, cortados en tiras

Ponga a hervir una cacerola con agua, agregue la sal y agregue los fideos. Regrese a ebullición y hierva durante unos 10 minutos hasta que estén tiernos pero aún firmes. Escurrir bien, enjuagar con agua fría y luego escurrir nuevamente. Mezcle con el aceite y luego colóquelo en un plato para servir. Coloca los demás ingredientes en platos pequeños rodeando los fideos. Los huéspedes sirven una selección de ingredientes en tazones pequeños.

Cestas de fideos

Para 4 personas

225 g / 8 oz de fideos de huevo finos

sal

aceite para freír

Cocine los fideos en agua hirviendo con sal de acuerdo con las instrucciones del paquete. Escurrir bien. Colocar varias capas de papel de cocina en una bandeja para hornear, extender los fideos y dejar secar durante varias horas. Cepille el interior de un colador mediano con un poco de aceite. Extienda una capa uniforme de fideos de aproximadamente 1 cm / ¬Ω de espesor en el colador. Cepille el exterior de un colador más pequeño con aceite y presione ligeramente en el más grande. Calentar el aceite, introducir los dos coladores en el aceite y freír durante aproximadamente 1 minuto hasta que los fideos estén dorados. Retire con cuidado los coladores, pasando un cuchillo por los bordes de los fideos si es necesario para aflojarlos.

Panqueque de fideos

Para 4 personas

225 g / 8 oz de fideos de huevo

5 ml / 1 cucharadita de sal

75 ml / 5 cucharadas de aceite de maní (maní)

Ponga a hervir una cacerola con agua, agregue la sal y agregue los fideos. Regrese a ebullición y hierva durante unos 10 minutos hasta que estén tiernos pero aún firmes. Escurrir bien, enjuagar con agua fría, escurrir y luego enjuagar con agua caliente. Mezcle con 15 ml / 1 cucharada de aceite. Calentar el aceite restante. Agrega los fideos a la sartén para hacer un panqueque espeso. Freír hasta que esté ligeramente dorado en la parte inferior, luego voltear y freír hasta que esté ligeramente dorado pero suave en el centro.

Para 4 personas

4 hongos chinos secos

450 g / 1 libra de fideos de huevo

30 ml / 2 cucharadas de aceite de cacahuete

5 ml / 1 cucharadita de sal

3 cebolletas (cebolletas), picadas

100 g / 4 oz de carne de cerdo magra, cortada en tiras

100 g / 4 oz de cogollos de coliflor

15 ml / 1 cucharada de harina de maíz (maicena)

250 ml / 8 fl oz / 1 taza de caldo de pollo

15 ml / 1 cucharada de aceite de sésamo

Remojar los champiñones en agua tibia durante 30 minutos y luego escurrir. Deseche los tallos y corte las tapas. Llevar a ebullición una cacerola con agua, agregar los fideos y hervir durante 5 minutos y escurrir. Calentar el aceite y freír la sal y las cebolletas durante 30 segundos. Agrega la carne de cerdo y sofríe hasta que tenga un color claro. Agrega la coliflor y los champiñones y sofríe durante 3 minutos. Mezcle la harina de maíz y el caldo, revuélvalo en la sartén, déjelo hervir, tape y cocine a fuego lento durante 10 minutos, revolviendo ocasionalmente. Caliente el aceite de sésamo en una sartén aparte, agregue los fideos y revuelva suavemente a fuego medio hasta que estén ligeramente dorados. Transfiera a un plato para servir caliente, vierta sobre la mezcla de cerdo y sirva.

Fideos con carne

Para 4 personas

350 g / 12 oz de fideos de huevo

45 ml / 3 cucharadas de aceite de maní (maní)

450 g / 1 libra de carne picada (molida)

sal y pimienta recién molida

1 diente de ajo machacado

1 cebolla finamente picada

250 ml / 8 fl oz / 1 taza de caldo de res

100 g / 4 oz de champiñones, en rodajas

2 tallos de apio picados

1 pimiento verde picado

30 ml / 2 cucharadas de harina de maíz (maicena)

60 ml / 4 cucharadas de agua

15 ml / 1 cucharada de salsa de soja

Cocine los fideos en agua hirviendo durante unos 8 minutos hasta que estén tiernos y luego escurra. Mientras tanto, calentar el aceite y sofreír la carne, la sal, la pimienta, el ajo y la cebolla hasta que estén ligeramente dorados. Agregue el caldo, los champiñones, el apio y la pimienta, lleve a ebullición, tape y cocine a fuego lento durante 5 minutos. Mezcle la harina de maíz, el agua y la salsa de soja hasta obtener una pasta, revuelva en la sartén y cocine a fuego lento, revolviendo, hasta que la salsa espese. Coloque los fideos en un plato para servir caliente y vierta sobre la carne y la salsa.

Fideos con Pollo

Para 4 personas

350 g / 12 oz de fideos de huevo

100 g / 4 oz de brotes de soja

45 ml / 3 cucharadas de aceite de maní (maní)

2,5 ml / ¬Ω cucharadita de sal

2 dientes de ajo picados

2 cebolletas (cebolletas), picadas

100 g / 4 oz de pollo cocido, cortado en cubitos

5 ml / 1 cucharadita de aceite de sésamo

Ponga a hervir una cacerola con agua, agregue los fideos y hierva hasta que estén tiernos. Escaldar los brotes de soja en agua hirviendo durante 3 minutos y luego escurrir. Calentar el aceite y sofreír la sal, el ajo y las cebolletas hasta que se ablanden. Agregue el pollo y saltee hasta que esté bien caliente. Agregue los brotes de soja y caliente. Escurre bien los fideos, enjuaga con agua fría y luego con agua caliente. Mezcle el aceite de sésamo y colóquelo en un plato para servir caliente. Cubra con la mezcla de pollo y sirva.

Fideos con Carne de Cangrejo

Para 4 personas

350 g / 12 oz de fideos de huevo

45 ml / 3 cucharadas de aceite de maní (maní)

3 cebolletas (cebolletas), picadas

2 rodajas de raíz de jengibre, cortadas en tiras

350 g / 12 oz de carne de cangrejo, en copos

5 ml / 1 cucharadita de sal

15 ml / 1 cucharada de vino de arroz o jerez seco

15 ml / 1 cucharada de harina de maíz (maicena)

30 ml / 2 cucharadas de agua

30 ml / 2 cucharadas de vinagre de vino

Llevar a ebullición una olla con agua, agregar los fideos y dejar hervir durante 10 minutos hasta que estén tiernos. Mientras tanto, calentar 30 ml / 2 cucharadas de aceite y sofreír las cebolletas y el jengibre hasta que estén ligeramente dorados. Agrega la carne de cangrejo y la sal, sofríe durante 2 minutos. Añadir el vino o el jerez sofreír durante 1 minuto. Mezcle la harina de maíz y el agua hasta obtener una pasta, revuélvala en la sartén y cocine a fuego lento, revolviendo, hasta que espese. Escurre los fideos y enjuaga con agua fría y luego con agua caliente. Agregue el aceite restante y colóquelo en un plato para servir tibio. Cubra con la mezcla de carne de cangrejo y sirva espolvoreado con vinagre de vino.

Fideos en Salsa de Curry

Para 4 personas

450 g / 1 libra de fideos de huevo

5 ml / 1 cucharadita de sal

30 ml / 2 cucharadas de curry en polvo

1 cebolla en rodajas

75 ml / 5 cucharadas de caldo de pollo

100 g / 4 oz de cerdo asado, desmenuzado

120 ml / 4 fl oz / ¬Ω taza de salsa de tomate (salsa de tomate)

15 ml / 1 cucharada de salsa hoisin

sal y pimienta recién molida

Ponga a hervir una cacerola con agua, agregue la sal y agregue los fideos. Regrese a ebullición y hierva durante unos 10 minutos hasta que estén tiernos pero aún firmes. Escurrir bien, enjuagar con agua fría, escurrir y luego enjuagar con agua caliente. Mientras tanto, cocine el curry en polvo en una sartén seca durante 2 minutos, agitando la sartén. Agregue la cebolla y revuelva hasta que esté bien cubierta. Agregue el caldo y luego agregue la carne de cerdo y deje hervir. Agregue la salsa de tomate, la salsa hoisin, la sal y la pimienta y cocine a fuego lento, revolviendo, hasta que esté bien caliente. Coloque los fideos en una fuente para servir caliente, vierta sobre la salsa y sirva.

Fideos Dan-Dan

Para 4 personas

100 g / 4 oz de fideos de huevo

45 ml / 3 cucharadas de mostaza

60 ml / 4 cucharadas de salsa de sésamo

60 ml / 4 cucharadas de aceite de cacahuete

20 ml / 4 cucharaditas de sal

4 cebolletas (cebolletas), picadas

60 ml / 4 cucharadas de salsa de soja

60 ml / 4 cucharadas de cacahuetes molidos

60 ml / 4 cucharadas de caldo de pollo

Cocine los fideos en agua hirviendo durante unos 10 minutos hasta que estén tiernos y luego escurra bien. Mezcle los ingredientes restantes, vierta sobre los fideos y mezcle bien antes de servir.

Fideos con Salsa de Huevo

Para 4 personas

225 g / 8 oz de fideos de huevo

750 ml / 1¬° pts / 3 tazas de caldo de pollo

45 ml / 3 cucharadas de salsa de soja

45 ml / 3 cucharadas de vino de arroz o jerez seco

15 ml / 1 cucharada de aceite de cacahuete

3 cebolletas (cebolletas), cortadas en tiras

3 huevos batidos

Lleve una cacerola con agua a ebullición, agregue los fideos, vuelva a hervir y cocine a fuego lento durante 10 minutos hasta que estén tiernos. Escurrir y colocar en un tazón para servir caliente. Mientras tanto, llevar a ebullición el caldo con la salsa de soja y el vino o jerez. En una sartén aparte, calentar el aceite y sofreír las cebolletas hasta que se ablanden. Agregue los huevos, luego agregue el caldo caliente y continúe revolviendo a fuego medio hasta que la mezcla hierva. Vierta la salsa sobre los fideos y sirva.

Fideos de jengibre y cebolleta

Para 4 personas

900 ml / 1¬Ω pts / 4¬° tazas de caldo de pollo

15 ml / 1 cucharada de aceite de cacahuete

225 g / 8 oz de fideos de huevo

2,5 ml / ¬Ω cucharadita de aceite de sésamo

4 cebolletas (cebolletas), ralladas

2 rodajas de raíz de jengibre, ralladas

15 ml / 1 cucharada de salsa de ostras

Lleve el caldo a ebullición, agregue el aceite y los fideos y cocine a fuego lento, sin tapar, durante unos 15 minutos hasta que estén tiernos. Transfiera los fideos a un plato para servir caliente y agregue el aceite de sésamo, las cebolletas y el jengibre al wok. Cocine a fuego lento, sin tapar, durante 5 minutos hasta que las verduras se ablanden un poco y el caldo se reduzca. Vierta las verduras sobre los fideos con un poco de caldo. Espolvorear con salsa de ostras y servir de inmediato.

Fideos picantes y amargos

Para 4 personas

225 g / 8 oz de fideos de huevo

15 ml / 1 cucharada de salsa de soja

15 ml / 1 cucharada de aceite de chile

15 ml / 1 cucharada de vinagre de vino tinto

1 diente de ajo machacado

2 cebolletas (cebolletas), picadas

5 ml / 1 cucharadita de pimienta recién molida

Cocine los fideos en agua hirviendo durante unos 10 minutos hasta que estén tiernos. Escurrir bien y transferir a un plato para servir tibio. Mezcle los ingredientes restantes, vierta sobre los fideos y mezcle bien antes de servir.

Fideos en Salsa de Carne

Para 4 personas

4 hongos chinos secos

30 ml / 2 cucharadas de aceite de cacahuete

225 g / 8 oz de carne de cerdo magra, rebanada

100 g / 4 oz de champiñones, en rodajas

4 cebolletas (cebolletas), en rodajas

15 ml / 1 cucharada de salsa de soja

15 ml / 1 cucharada de vino de arroz o jerez seco

600 ml / 1 pt / 2 Ω tazas de caldo de pollo

350 g / 12 oz de fideos de huevo

30 ml / 2 cucharadas de harina de maíz (maicena)

2 huevos, ligeramente batidos

sal y pimienta recién molida

Remojar los champiñones en agua tibia durante 30 minutos y luego escurrir. Deseche los tallos y corte las tapas. Calentar el aceite y sofreír el cerdo hasta que tenga un color ligero. Agregue los champiñones secos y frescos y las cebolletas y saltee durante 2 minutos. Agrega la salsa de soja, el vino o el jerez y el caldo, lleva a ebullición, tapa y cocina a fuego lento durante 30 minutos.

Mientras tanto, lleve una cacerola con agua a ebullición, agregue los fideos y hierva durante unos 10 minutos hasta que los fideos estén tiernos pero aún firmes. Escurrir, enjuagar con agua fría y luego caliente, luego escurrir nuevamente y colocar en una fuente para servir tibia. Licúa la harina de maíz con un poco de agua, revuélvela en la sartén y cocina a fuego lento, revolviendo, hasta que la salsa se aclare y espese. Agregue gradualmente los huevos y sazone con sal y pimienta. Vierta la salsa sobre los fideos para servir.

Para 4 personas

350 g / 12 oz de fideos de arroz

4 huevos

30 ml / 2 cucharadas de aceite de cacahuete

1 diente de ajo picado

100 g / 4 oz de jamón cocido, finamente picado

45 ml / 3 cucharadas de puré de tomate (pasta)

120 ml / 4 fl oz / ¬Ω taza de agua

5 ml / 1 cucharadita de azúcar

5 ml / 1 cucharadita de sal

salsa de soja

Ponga a hervir una olla con agua, agregue los fideos y cocine a fuego lento durante unos 8 minutos hasta que estén cocidos. Escurrir y enjuagar con agua fría. Disponga en forma de nido en un plato para servir calentado. Mientras tanto, escalfamos los huevos y colocamos uno en cada nido. Calentar el aceite y sofreír los ajos durante 30 segundos. Agrega el jamón y sofríe durante 1 minuto. Agregue todos los ingredientes restantes excepto la salsa de soja y saltee hasta que esté bien caliente. Vierta sobre los huevos, espolvoree con salsa de soja y sirva de una vez.

Fideos con Cerdo y Verduras

Para 4 personas

350 g / 12 oz de fideos de arroz

75 ml / 5 cucharadas de aceite de maní (maní)

225 g / 8 oz de carne de cerdo magra, desmenuzada

100 g / 4 oz de brotes de bambú, triturados

100 g / 4 oz de col china, rallada

450 ml / ¬œ pt / 2 tazas de caldo de pollo

10 ml / 2 cucharaditas de harina de maíz (maicena)

45 ml / 3 cucharadas de agua

Hierva los fideos durante unos 6 minutos hasta que estén cocidos pero aún firmes y luego escurra. Calentar 45 ml / 3 cucharadas de aceite y sofreír el cerdo durante 2 minutos. Agrega los brotes de bambú y el repollo y sofríe durante 1 minuto. Agrega el caldo, lleva a ebullición, tapa y cocina a fuego lento durante 4 minutos. Mezcle la harina de maíz y el agua, revuelva en la sartén y cocine a fuego lento, revolviendo, hasta que la salsa espese. Calentar el aceite restante y freír los fideos hasta que estén ligeramente dorados. Transfiera a un plato para servir caliente, cubra con la mezcla de carne de cerdo y sirva.

Para 4 personas

200 g / 7 oz de fideos transparentes

aceite para freír

75 ml / 5 cucharadas de aceite de maní (maní)

225 g / 8 oz de carne de cerdo picada (molida)

25 g / 1 oz de pasta de guindilla

2 cebolletas (cebolletas), picadas

1 diente de ajo picado

1 rodaja de raíz de jengibre, picada

5 ml / 1 cucharadita de chile en polvo

250 ml / 8 fl oz / 1 taza de caldo de pollo

30 ml / 2 cucharadas de vino de arroz o jerez seco

30 ml / 2 cucharadas de salsa de soja

sal

Calentar el aceite hasta que hierva y sofreír los fideos hasta que se expandan. Retirar y escurrir. Calentar los 75 ml / 5 cucharadas de aceite y sofreír el cerdo hasta que se dore. Agregue la pasta de frijoles, las cebolletas, el ajo, el jengibre y la guindilla en polvo y fría durante 2 minutos. Mezcle el caldo, el vino o el jerez, la salsa de soja y los fideos y cocine a fuego lento hasta que la salsa espese. Sazone al gusto con sal antes de servir.

Hace 12

225 g / 8 oz / 2 tazas de harina común (para todo uso)
1 huevo batido
2,5 ml / ¬Ω cucharadita de sal
120 ml / 4 fl oz / ¬Ω taza de agua helada

Mezcle todos los ingredientes y luego amase hasta que quede suave y elástico. Cubrir con un paño húmedo y dejar enfriar durante 30 minutos. Extienda sobre una superficie enharinada hasta que quede fina como un papel y luego córtela en cuadrados.

Hace 12

175 g / 6 oz / 1 Ω tazas de harina común (para todo uso)
2,5 ml / ¬Ω cucharadita de sal
2 huevos batidos
375 ml / 13 fl oz / 1 Ω tazas de agua

Mezcle la harina y la sal y luego mezcle los huevos. Agregue gradualmente el agua para hacer una masa suave. Engrase ligeramente una sartén pequeña y luego vierta 30 ml / 2 cucharadas de masa e incline la sartén para esparcirla uniformemente sobre la superficie. Cuando la masa se encoja de los lados de la sartén, retírala y cúbrela con un paño húmedo mientras cocinas las pieles restantes.

Panqueques chinos

Para 4 personas

250 ml / 8 fl oz / 1 taza de agua

225 g / 8 oz / 2 tazas de harina común (para todo uso)

aceite de cacahuete para freír

Hierva el agua y luego agregue gradualmente la harina. Amasar ligeramente hasta que la masa esté blanda, cubrir con un paño húmedo y dejar reposar 15 minutos. Extienda sobre una superficie enharinada y forme un cilindro largo. Cortar en rodajas de 2,5 cm / 1 en, luego aplanar hasta unos 5 mm / $\neg^o$ de espesor y untar la parte superior con aceite. Apile en pares con las superficies aceitadas tocando y espolvoree ligeramente el exterior con harina. Estire los pares a unos 10 cm / 4 pulgadas de ancho y cocine en pares durante aproximadamente 1 minuto por cada lado hasta que estén ligeramente dorados. Separe y apile hasta que esté listo para servir.

Hace alrededor de 40

450 g / 1 lb / 2 tazas de harina común (para todo uso)
5 ml / 1 cucharadita de sal
1 huevo batido
45 ml / 3 cucharadas de agua

Tamizar la harina y la sal y luego hacer un hueco en el centro. Mezcle el huevo, espolvoree con agua y amase la mezcla hasta obtener una masa suave. Colocar en un bol, cubrir con un paño húmedo y dejar enfriar durante 1 hora.

Extienda la masa sobre una superficie enharinada hasta que quede fina y uniforme como una oblea. Cortar en tiras de 7,5 cm, espolvorear ligeramente con harina y apilar y luego cortar en cuadritos. Cubra con un paño húmedo hasta que esté listo para usar.

Para 4 personas

120 ml / 4 fl oz / ½ taza de aceite de maní (maní)

1 guindilla roja, cortada en tiras

2 cebolletas (cebolletas), cortadas en tiras

2 rodajas de raíz de jengibre, ralladas

225 g / 8 oz de espárragos, cortados en trozos

30 ml / 2 cucharadas de salsa de soja espesa

2,5 ml / ½ cucharadita de aceite de sésamo

225 g / 8 oz de almejas, remojadas y fregadas

Calentar el aceite y sofreír la guindilla, las cebolletas y el jengibre durante 30 segundos. Agregue los espárragos y la salsa de soja, tape y cocine a fuego lento hasta que los espárragos estén casi tiernos. Agrega el aceite de sésamo y las almejas, tapa y cocina hasta que las almejas se abran. Deseche las almejas que no se hayan abierto y sírvalas de inmediato.

Espárragos con Salsa de Huevo

Para 4 personas

450 g / 1 libra de espárragos

45 ml / 3 cucharadas de aceite de maní (maní)

30 ml / 2 cucharadas de vino de arroz o jerez seco

sal

250 ml / 8 fl oz / 1 taza de caldo de pollo

15 ml / 1 cucharada de harina de maíz (maicena)

1 huevo, ligeramente batido

Recorta los espárragos y córtalos en trozos de 5 cm / 2. Calentar el aceite y sofreír los espárragos durante unos 4 minutos hasta que estén tiernos pero aún crujientes. Espolvorear con vino o jerez y sal. Mientras tanto, hierva el caldo y la harina de maíz, revolviendo y sazone con sal. Mezcle un poco del caldo tibio con el huevo, luego mezcle el huevo en la sartén y cocine a fuego lento, revolviendo, hasta que la salsa espese. Coloque los espárragos en un plato para servir caliente, vierta sobre la salsa y sirva de inmediato.

Lightning Source UK Ltd.
Milton Keynes UK
UKHW020635140521
383717UK00011B/485

9 781802 902044

A Sparrow in the Sausages

A sparrow in the sausages

KEVIN GRAHAM

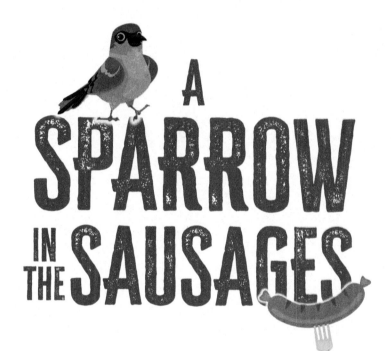

A SPARROW IN THE SAUSAGES

THE UPS AND DOWNS OF A
WORKING-CLASS LAD